RECHERCHES HISTORIQUES

SUR

L'ÉPILEPSIE.

RECHERCHES HISTORIQUES

SUR

L'ÉPILEPSIE

MÉMOIRE

Lu à l'Académie impériale de médecine, dans la séance du 29 Avril 1856

PAR

LE DOCTEUR JOSAT.

PRIX : 2 FRANCS.

PARIS

LIBRAIRIE DE GERMER-BAILLIÈRE,

17, rue de l'École-de-Médecine.

1856.

A MONSIEUR

LE DOCTEUR BAILLARGER,

Médecin de la Salpêtrière,
Membre de l'Académie impériale de médecine.

Témoignage de mon affection et de mon dévouement,

JOSAT.

L'Académie impériale de médecine, la Société de médecine du 2me arrondissement et la Presse médicale ont fait à ce Mémoire un accueil tellement bienveillant, que je me décide à le publier.

Ce travail m'a si fort attaché moi-même, que je ne mets pas en doute l'attrait qu'il aura pour le lecteur.

C'est au sujet, bien entendu, et non à l'auteur, qu'en reviendra le mérite.

Publications de **l'Union Médicale**, Mai et Juin 1856.

RECHERCHES HISTORIQUES

SUR

L'ÉPILEPSIE.

MÉMOIRE

Lu à l'Académie impériale de médecine, dans la séance du 29 Avril 1856 (1).

Messieurs,

D'autres affections que l'épilepsie sont susceptibles de recherches analogues à celles dont elle est ici spécialement l'objet.

L'accueil que vous ferez à cette communication, s'il est en sa faveur, ne manquera pas d'encourager puissamment à poursuivre un genre de travail qui fait une lacune regrettable dans l'histoire de notre art.

Ces recherches n'ont pas pour but, comme on pourrait le croire, de satisfaire une stérile curiosité. Un mobile pareil n'eût jamais été capable de me faire surmonter les difficultés que j'ai rencontrées pour conduire à bien ce travail, tout incomplet qu'il est.

(1) Commissaires : MM. Baillarger, Bricheteau et Roche.

J'ai lu, à peu de choses près, tout ce qui a été écrit sur l'épilepsie. J'ai été frappé du nombre, presque prodigieux, de dénominations qu'elle a reçues. Certainement, il n'y a pas une maladie qui ait une nomenclature approchant même de celle de l'épilepsie. La cause en est, à mon avis, que la nature de cette maladie n'a jamais été bien connue, et aussi à ce que chaque école, chaque secte et chaque système dominant, semble avoir voulu donner à cette maladie un *nom* en corrélation avec ses dogmes ou ses doctrines.

Sous ce dernier point de vue, rien n'est curieux comme l'histoire de ces nombreuses dénominations qui, en réalité, font toute l'histoire de l'épilepsie.

Mais à côté de cette satisfaction accordée à la curiosité, se place une question pratique que nous tenons surtout à faire prévaloir. Rien, en effet, ne doit être négligé de ce qui peut contribuer, ne fût-ce qu'à atténuer un mal trop souvent incurable et qui paraît être de tous les temps, de tous les pays, de toutes les conditions et même de tous les âges.

Eh bien ! on verra, je l'espère, que la pathologie, comme la thérapeutique de l'épilepsie, peuvent tirer quelque parti de sa nomenclature aussi compliquée que bizarre, en apparence du moins. On verra que chaque nom nouveau, en se substituant à un plus ancien avec la prétention de mieux *dire*, qu'on me passe le mot, n'a traduit en réalité qu'un autre phénomène de la maladie; au point qu'il semble que cette nomenclature si chargée, forme un tableau presque exact des phénomènes qui constituent une *grande attaque* épileptique.

Autant que je l'ai pu, je me suis conformé à l'ordre des temps.

MAL D'HERCULE.

Or, en remontant les siècles, le premier nom que je trouve imposé à l'épilepsie, est celui de *mal d'Hercule* (*morbus herculeus*). Les recherches auxquelles je me suis livré à son sujet, m'ont conduit à des résultats pleins d'intérêt.

C'est dans Hippocrate (1) que je le trouve employé pour la première fois. Aristote l'a employé après lui. Plus tard, je le retrouve dans Arétée. J'ai cherché, après beaucoup d'autres, à expliquer l'origine de cette dénomination. Je reste convaincu que l'épilepsie a été nommée *mal d'Hercule* parce que, à cette époque reculée, l'opinion la plus accréditée était que ce demi-dieu en avait été atteint.

Voici mes preuves :

Un jour qu'il offrait un sacrifice à Jupiter, il *s'arrête tout à coup, ses yeux roulent d'une manière affreuse et se remplissent de sang,* L'ÉCUME *coule sur sa barbe, son sourire est convulsif et forcé, il se dépouille, il se bat en l'air* (2).

On le croit revenu à lui-même, quand, tout à coup, il prend ses armes, poursuit son père, ses enfans, tout le monde, et tue enfin sa femme et ses enfans. Il allait tuer son père lui-même, quand Pallas survient, l'arrête et le terrasse.

Bientôt il est plongé dans un sommeil profond.

A son réveil, voyant autour de soi tous ces cadavres, il est foudroyé en quelque sorte par cette vue, et plus encore en apprenant qu'il est l'unique auteur de ce carnage.

C'est alors qu'il veut se donner la mort. Son repentir est affreux. Thésée, son ami, lui persuade que ce serait une lâcheté. Il consent à vivre et se retire à Athènes.

Je n'invente rien. Tout ceci est tiré d'Euripide et de Sénèque.

Est-il possible de mieux caractériser une attaque épileptique ?...

Il n'y a pas jusqu'à cette fureur après coup, en quelque sorte, qui ne se retrouve chez les épileptiques.

« La fureur des épileptiques éclate après l'accès, dit Esquirol ; elle » est dangereuse, elle est aveugle, rien ne peut la dompter, ni l'appa- » reil de la force, ni l'ascendant moral. Elle est si redoutable et si » redoutée que j'ai vu dans un hospice du Midi tous les épileptiques » enchaînés chaque soir sur leur lit, à cause de la crainte qu'ils inspi-

(1) *De morb. mul.*, lib. I, p. 157.
(2) Athénée, lib. x.

» raient. Un jeune homme de 26 ans devenait furieux après chaque
» accès épileptique. Ses parens auraient été ses premières victimes,
» s'ils se fussent trouvés sous sa main. Revenu à lui, il tombait dans
» une profonde mélancolie, et se serait délivré de la vie sans la surveil-
» lance incessante dont il était l'objet. »

Il semble, en vérité, que le récit d'Esquirol soit calqué sur Euripide et Sénèque.

Mais ce n'est pas tout. Les nombreux mythologues que j'ai consultés m'ont fourni bien d'autres détails, qui tous viennent corroborer mon opinion.

Écoutez plutôt :

« Hercule était éminemment nerveux, violent et emporté. Un jour il va consulter l'oracle de Delphes. La prêtresse lui fait savoir que le dieu n'est pas disposé à lui répondre. Hercule, dit le mythologue, qui n'était pas patient, s'emporte, renverse et met en mille pièces le trépied sacré.

» Une autre fois, il jette son instrument de musique à la tête de Linus, son maître, qui lui faisait des réprimandes, et le tue du coup (1). »

A l'âge de 23 ans, les Furies s'emparent de lui, dit la fable, et, dans un accès, il tue tous les enfans qu'il avait eus de Mégare, l'une de ses femmes.

Nouvel accès peu de temps après, quand Eurythe lui refuse sa fille. C'est pendant ou après cet accès qu'il tue Iphitus, le frère d'une de ses femmes.

C'est encore à la suite d'un accès évidemment épileptique, qu'il commit chez Œnée, roi de Calydon, ce meurtre qui lui causa des remords si cuisans, qu'il voulut attenter de nouveau à ses jours.

On raconte que se trouvant un jour fort incommodé des rayons du soleil, il entra en fureur contre cet astre et lui décocha une de ses flèches.

Ce héros, dit encore la fable, était d'un tel emportement, que pour l'expliquer, et peut-être pour le justifier, on a prétendu que par ordre de Junon, qui, comme on sait, avait ses raisons pour ne pas l'aimer,

(1) Elien.

une Euménide était spécialement chargée de troubler ses sens jusqu'à la fureur (1).

Ces accès de fureur, dit un auteur, étaient une suite du mal caduc auquel il était sujet. On le faisait revenir à lui en lui faisant sentir une caille. Ce qui fait dire à Galien que c'est là un remède utile à ce mal (2).

Prenons maintenant son portrait, sur l'Hercule Farnèse, toutefois, et non sur l'Hercule du Belvédère. Le premier, en effet, représente l'homme, tandis que le second représente le dieu.

Voyez donc cette tête : les cheveux en sont courts, dressés et ramassés sur le front. Le front lui-même est bas, charnu et crispé. Les yeux se gonflent et s'arrondissent.

Voilà bien certainement les principaux caractères de ce qu'on pourrait appeler la *constitution épileptique.*

Il n'est pas jusqu'à cette force prodigieuse, apanage presque divin d'Hercule, qui ne vienne apporter un argument nouveau en faveur de l'opinion que nous défendons (3).

Un des traits particuliers de l'épilepsie cérébrale, est la vigueur de la constitution, qui est quelquefois pour ainsi dire athlétique, jusqu'à ce qu'elle ait été épuisée par la fréquence des attaques et l'ancienneté de la maladie.

Moi-même j'ai donné des soins à une jeune épileptique de 22 ans, dont la constitution, ruinée alors par quatorze années de la maladie, avait été telle, au dire des parens, qu'à l'âge de 12 ans, elle pesait 66 kilog., et soulevait des fardeaux que son frère, vigoureux garçon de 21 ans, avait toutes les peines du monde à déplacer (4).

(1) *Encyclop. méth.*, article HERCULE.

(2) *Idem,* même article.

(3) Il était *quarré* dans sa taille, dit Callimaque, *nerveux,* noir ; avait les yeux bleuâtres, et les cheveux fort négligés.

C'était aussi un grand mangeur et buvait à proportion. Un seul trait prouve l'un et l'autre. Pendant l'expédition des Argonautes, on fut obligé de le mettre à terre, parce qu'il consommait tous les vivres de l'équipage.

(4) J'ai vu, dit Van Swieten, quatre hommes des plus robustes, suffire à peine à contenir une jeune épileptique. (Comm. in Boerh. *Aphor.* 1071.)

Hercule était donc un type d'épilepsie et surtout de l'épilepsie dite cérébrale. Donc les termes *morbus herculeus* résumaient dans l'antiquité les phénomènes les plus constans de la maladie, et Hippocrate et Aristote, en les acceptant, n'ont pas fait, comme on l'a prétendu, une puérile concession aux préjugés populaires de leur temps.

J'ajoute que quand un médecin de la valeur d'Arétée, à une époque où de pareils préjugés n'auraient pu avoir aucun empire, donne asile (1) dans son œuvre immortelle sur l'épilepsie, à une dénomination comme celle qui nous occupe en ce moment, il faut admettre qu'il lui a reconnu une signification capable de satisfaire aux besoins de la science qu'il a cultivée avec si grande distinction.

Tout s'accorde donc pour confirmer mon opinion, que les termes *morbus Herculeus*, imposés anciennement à l'épilepsie, prennent leur origine dans la maladie même attribuée en quelque sorte typiquement à ce héros demi-fabuleux.

Cette opinion, je ne dois pas le taire, a des contradicteurs, et même des contradicteurs de grande importance.

Pour eux, toutes les preuves que je viens d'accumuler avec tant d'efforts, ne sont qu'une allégorie signifiant qu'aux yeux des anciens, l'épilepsie était une maladie aussi indomptable que le héros lui-même avait été invincible. Qui est-ce qui pense ainsi ?... Galien (2), Alex. de Tralles, Basile (Valentin) (3), et d'autres encore (4). Leur autorité avait d'abord fait impression sur moi, je l'avoue ; mais mon opinion s'est bien

(1) Il l'emploie à peu près exclusivement, ou au moins de prédilection.

(2) *Comment. in Hip. epid.*, lib. VI, p. 523.

(3) Lib. I, ch. 18, p. 62.

(4) Portal ne se prononce dans aucun sens. M. Delasiauve lui prête une opinion qui n'en est pas une. Portal, dit-il, s'est imaginé que le nom de maladie herculéenne était dû à ce que les personnes grasses et obèses sont particulièrement exposées à l'épilepsie. Or, Portal, que j'ai en ce moment sous les yeux, ne dit rien de pareil, et, en tous cas, il ne fait qu'exposer les opinions d'autrui, sans donner la sienne.

Quant à M. Delasiauve lui-même, il admet comme plus rationnelle (*sic*) l'opinion qui rapporte l'expression *mal d'Hercule* à ce que la maladie était réputée invincible, comme le héros de la fable.

vite formée à la suite de mes recherches, et ce n'est pas ma faute si elle s'écarte de celle de ces auteurs illustres.

Qu'on me permette de signaler l'espèce de contradiction dans laquelle ils sont tombés.

Tandis que leur interprétation est pleine de découragement, au point de vue du traitement de l'épilepsie, ils ne font aucune difficulté d'admettre l'opinion, généralement adoptée de leur temps (ceci s'adresse surtout à Galien), qu'Hercule, au moyen de l'ellébore, avait opéré sur lui-même la cure d'une frénésie épileptique. N'ai-je pas déjà dit que ce même Galien recommandait la caille contre l'épilepsie, se fondant sur ce qu'on en avait fait usage dans un des accès auxquels Hercule était si fréquemment sujet ?

MAL DES COMICES.

La dénomination dont l'historique se place tout naturellement après celle qui vient de nous occuper, en nous conformant à l'ordre des temps, est celle de *morbus comitialis* que les Romains semblent avoir imposée à l'épilepsie dès les temps les plus reculés de leur République.

Un érudit trouverait certainement, dans l'histoire de cette dénomination, tous les élémens d'un tableau de mœurs chez les Romains, dans lequel il ferait entrer avec grand intérêt leurs pratiques religieuses, l'esprit de leurs lois, leur administration et jusqu'à leur tactique de guerre.

Je n'en ai ni les moyens, ni l'ambition, et je m'en tiendrai rigoureusement aux recherches qui se rattachent à mon sujet.

Je ferai remarquer dès à présent, de peur de l'oublier plus tard, que les développemens qui ont trait à la dénomination *morbus comitialis*, contiennent pour ainsi dire en germe une autre dénomination donnée à l'épilepsie, *morbus sacer*, dont nous aurons à nous occuper en son temps.

Cela dit, je commence.

Les *comices*, chez les Romains, étaient, comme chacun le sait, les assemblées dans lesquelles on élisait les magistrats (1).

On n'a pas d'idée du nombre et de la nature des formalités auxquelles étaient astreintes les réunions de ces assemblées, encore moins peut-être, des conditions à remplir pour légitimer leurs résultats. Ainsi, par exemple, on n'assemblait point de comices les jours de fêtes, les jours de foire, ni les jours malheureux, lorsque les Augures déclaraient ne pouvoir commencer ou continuer leurs observations. Venait-il à tonner, à grêler, à pleuvoir même, les comices se séparaient sans retard. *Jove tonante, fulgurante, comitia populi habere nefas est.*

Mais de tous les incidens fâcheux susceptibles d'entacher, *labes horrenda,* de souiller en quelque sorte, les comices, il n'en existait point de plus redoutable et de plus redouté, qu'une attaque d'épilepsie éclatant en pleine assemblée.

C'est pourquoi, un des assistans venait-il à être terrassé par ce mal affreux, sur le champ les comices étaient rompus. On voyait la multitude s'écouler dans un morne silence, et la ville entière se trouvait plongée dans une sorte de stupeur. Les affaires traitées restaient en suspens, et les élections comme non-avenues.

Le hasard à fait tomber sous ma main quelques vers de Serenus Sammonicus (2) qui peignent assez bien l'effroi qu'inspirait aux Romains le spectacle d'un accès épileptique survenant pendant une réunion des comices.

> Est subiti species morbi, cui nomen ab illo est,
> Quod fieri nobis suffragia justa recusat.

(1) Et dans un sens plus général et plus vrai, les comices avaient pour objet les affaires de l'État.

(2) On connaît sous ce nom deux médecins latins, père et fils, qui vivaient à la fin du IIe et au commencement du IIIe siècle après J.-C. Le père, Q. Serenus Sammonicus ou Samonicus, avait formé, à ce qu'on prétend, une bibliothèque de 62,000 volumes; il fut tué dans un festin par ordre de Caracalla. Le fils jouit de la faveur des Gordiens, auxquels il légua même la bibliothèque de son père.

On a, sous le nom de Samonicus, un poème, *De medecinâ*, mais on ne sait s'il est du père ou du fils.

Sœpè etenim membris acri languore caducis
Concilium populi labes horrenda diremit.

« Il y a un mal qui frappe subitement, et qui, précisément, tire son » nom de ce qu'il est cause que les suffrages le plus justement acquis, » peuvent nous être retirés. C'est lui, c'est ce mal affreux, qui rompt » l'assemblée du peuple en lui imprimant nne tache hideuse. »

Il y a un passage, bien plus explicite encore, dans Festus. Je ne le citerai point à cause de son étendue (1). C'est Caton qui parle et fait connnaître l'origine des termes *morbus comitialis.*

J'ai dit que l'effet immédiat d'un accès épileptique sur les comices réunis était leur dissolution, leurs délibérations frappées de nullité et les élections invalidées. J'ajoute que de nouveaux comices ne pouvaient s'assembler qu'après avoir pris l'avis des Augures, purifié avec solennité le lieu des réunions, sacrifié à Jupiter en courroux, et, enfin, l'histoire atteste que le peuple portait rarement ses suffrages sur les magistrats qui s'en trouvaient déjà en possession au moment du sinistre événement. Il était encore bien plus rare de voir les mêmes candidats les rechercher.

On rencontre, dans les historiens et dans les auteurs latins, nombre d'allusions à des événemens de ce genre pour expliquer une défaite, une famine ou une épidémie (2).

Tel était donc, en un mot, l'effroi qu'inspirait aux Romains la vue d'une attaque d'épilepsie en pleins comices, qu'ils annulaient tout ce qui venait d'y être résolu, n'acceptaient aucun des candidats sur les rangs pendant ces fatals comices, et ne consentaient à se réunir de nouveau qu'après l'exécution rigoureuse de toutes les solennités religieuses imposées par les lois dans les cas de ce genre.

(1) Festus, écrivain latin, vivait vers la fin du IIIe ou au commencement du IVe siècle après J.-C. Il ne reste que des fragmens de ses œuvres.

(2) La défaite de Thrasymène, peut-être celle de Cannes ; les famines, les pestes qui désolèrent Rome à plusieurs reprises ; les révoltes si nombreuses des plébéiens contre les patriciens, qui mirent si souvent la République près de sa ruine, furent attribuées au couroux des dieux manifesté de plusieurs manières — des attaques épileptiques en pleins comices, par exemple. (*Voyez* Vertot, Montesquieu et d'autres.)

Telle est l'histoire exacte de ce fameux *morbus comitialis*, que l'on retrouve dans les siècles qui ont suivi, jusqu'à nos jours, tantôt en faveur, tantôt délaissé au gré des novateurs en renom.

Cette dénomination, comme on le voit, rappelle et la soudaineté de l'attaque, et les phénomènes vraiment effrayans qu'elle présente, et jusqu'à sa nature mystérieuse.

Pour ce peuple plus superstitieux encore que religieux, un épileptique était un instrument céleste, et dans une attaque d'épilepsie éclatait pour lui la volonté des dieux. Malheur aux mortels qui ne l'auraient point respectée.

Quant aux infortunés dont la maladie était l'objet d'un si grand effroi, au dire de Tissot, ils devenaient un sujet de terreur et d'exécration publique. On les séquestrait impitoyablement, et leurs familles étaient considérées comme frappées par la colère des dieux, en punition de quelque forfait.

J'ai annoncé, je crois, au début de cet exposé historique, sur l'origine des termes *morbus comitialis*, que l'on y trouverait celle des expressions *morbus sacer* et *morbus divinus*, donnés presque à la même époque à l'épilepsie. J'aurais dû ajouter, si cela avait pu échapper, qu'elle se retrouve également dans l'ensemble des développemens dont le *mal d'Hercule* avait précédemment été l'objet (1).

N'était-il pas tout naturel, en effet, qu'un mal aussi mystérieux que subit, qui semblait avoir fait éclater ses paroxysmes sur un fils même de Jupiter, dont on considérait les attaques comme des avertissemens célestes, qu'un mal pareil, dis-je, reçut les noms de *mal sacré* et *mal divin*. Voyons plus particulièrement son histoire.

MALADIE SACRÉE ; — MALADIE DIVINE.

(*Morbus sacer* ; — *Morbus divinus*.)

Hippocrate a le premier consacré ces expressions, et par une con-

(1) Ceci est seul exact, puisque Hippocrate avait accepté les expressions *morbus sacer*, en les censurant toutefois ; et Platon celles de *morbus divinus*.

tradiction bien singulière, ce grand homme les emploie tout en combattant les préjugés populaires qui leur avaient donné naissance.

Tous les auteurs s'accordent avec lui pour rapporter aux croyances religieuses l'origine de cette double dénomination imposée à l'épilepsie.

On l'a nommée ainsi, dit Cullen, parce que le vulgaire la croyait l'effet de quelque punition divine.

« Les symptômes en sont tellement extraordinaires, dit Esquirol, tellement au-dessus de toute explication physiologique, les causes organiques en sont tellement inconnues, que les anciens ont cru qu'elle dépendait du courroux des Dieux. » Ceci n'est pas tout-à-fait exact, puisque je faisais remarquer à l'instant même qu'Hippocrate avait combattu cette croyance.

Mais ce qui a accrédité ces expressions, ce qui a contribué à leur faire traverser les siècles pour arriver jusqu'au nôtre, et être encore usitées par quelques praticiens de nos jours, c'est l'autorité de l'Hippocrate latin, de celui qu'on a surnommé le Cicéron de la médecine, de Celse en un mot, qui, dans son ouvrage immortel sur la médecine (1), affecte l'emploi presque exclusif de ces mêmes expressions, nonobstant Hippocrate, son maître et son modele.

Quand je dis que Celse les emploie presque exclusivement, je m'éloigne du vrai. Il y a une autre dénomination qu'il emploie presque également, dont il paraît être le père, c'est son *morbus major*.

J'en parle ici incidemment, avec l'intention de n'y plus revenir, attendu qu'il ne m'a pas été possible de remonter à son origine, ou du moins de trouver une étymologie qui offrît quelque intérêt. *Morbus major* (grand mal). Grand mal parce qu'il foudroie; grand mal parce qu'il ne ressemble à aucun autre, *major*; grand mal parce qu'il fait intervenir les Dieux quand il éclate, que sais-je? Cette expression ouvre le champ à toutes les interprétations que l'on voudra.

Je reprends :

Notons que tous ou presque tous les anciens auteurs qui ont employé

(1) *De re medicâ ou De re medicinâ*. Il a eu soixante éditions.

les dénominations de *morbus sacer*, *morbus divinus*, ne l'ont jamais fait à l'exclusion de toute autre. Ainsi, on rencontre dans leurs œuvres les expressions *morbus herculeus*, *morbus comitialis*, *morbus sonticus* (mal funeste), *morbus major*, presque aussi souvent. Certainement, il y a une raison à cela. La voici peut-être.

On a dit que les Sibylles rendaient leurs oracles au milieu des convulsions épileptiformes, et qu'il était vraisemblable que les expressions *morbus sacer* et *morbus divinus* fussent sorties de cette circonstance plus religieuse qu'historique. C'est là un de ces aperçus que la critique ne peut atteindre. Ce n'est pas de cela qu'il s'agit. Il y a peut-être quelque chose de mieux à dire.

Les anciens n'étaient pas certainement sans avoir distingué, comme nous, des degrés dans l'épilepsie. Pour eux, comme pour nous, il y avait les grandes et les petites attaques, sinon dans l'expression, au moins dans le fait, et probablement dans l'un et l'autre. Cette interprétation de ma part repose sur un grand nombre de passages dont la valeur, en ce sens, ressort bien plus de la place qu'ils occupent dans l'ouvrage dont ils font partie, que d'une signification absolument précise.

Si on l'admet, et qu'on lise à ce point de vue et sans parti pris les auteurs anciens, on reconnaîtra, je n'en doute point, qu'ils n'ont pas employé indifféremment ces diverses expressions, et que, le plus souvent, les expressions de *mal d'Hercule*, *mal des comices*, s'appliquent aux grandes attaques épileptiques, quand les autres paraissent désigner des degrés inférieurs de la maladie (1).

Telle est mon opinion; discutable sans aucun doute, mais susceptible, par la discussion même, de répandre de la lumière sur une question restée jusqu'à ce jour dans une obscurité complète.

A mesure que nous avançons dans cette revue, les ténèbres semblent

(1) Ceci me remet en mémoire que, dans le Midi, on désigne les grandes attaques par la dénomination de *mal de St-Jean* ; et les petites par *mal de St-Gilles*. Et on s'adresse à l'un ou à l'autre de ces deux saints, selon qu'on est *grand* ou *petit* épileptique.

se dissiper, et nous ne sommes plus si éloignés de l'époque promise au début de ce travail, où toute dénomination imposée à l'épilepsie doit devenir un drapeau d'école, l'expression d'un dogme ou la signification d'une doctrine.

MORBUS LUNATICUS ET ASTRALIS ; — MAL LUNATIQUE ET ASTRAL.

Par exemple, celle qui tombe sous ma plume en ce moment, tout en se présentant dans son ordre chronologique ; le *morbus lunaticus et astralis*, mal lunatique ou astral des auteurs sacrés et de l'école cabalistique.

J'ai eu l'idée de séparer ces deux dénominations et de consacrer une sorte de notice historique à chacune : puis, en méditant sur les documens que j'ai pu recueillir, j'ai vu qu'ils pouvaient très bien fournir les élémens d'une histoire commune à toutes deux.

Toutefois, il doit rester établi que la dénomination de *morbus astralis*, a été l'expression privilégiée de l'école cabalistique ou astrologique.

Je dois placer ici une observation que j'ai peut-être eu tort de ne pas placer plus tôt.

Toutes ces expressions *morbus Herculeus*, *comitialis*, *astralis*, *lunaticus*, etc., celle même d'épilepsie, sont pour ainsi dire contemporaines, il ne faut pas qu'on s'y trompe, on les trouve dans tous les auteurs anciens, et, sous ce rapport, il n'y a pas en réalité de série chronologique. Celle que nous établissons dans ce travail n'est qu'une exigence de méthode et rien de plus.

Ce que je me suis proposé, c'est d'établir bien positivement qu'à certaines époques de l'histoire de la médecine, telle ou telle dénomination imposée avec une espèce de préférence, par une école ou une secte, à l'épilepsie, est devenue une sorte de mot d'ordre dans cette école ou dans cette secte. On le verra surtout pour la médecine astrologique et pour la médecine théurgique ou théosophique.

Ces réflexions m'amènent tout naturellement à répéter ce que chacun sait de reste, que l'expression *morbus lunaticus* a pris naissance dans l'ancienne Égypte. Nulle part, en effet, on a cru davantage aux influences lunaires.

D'après les Égyptiens, la lune exerçait un empire souverain sur les vents, et pompait les eaux croupissantes. De là ses influences malfaisantes, influences qui augmentaient d'énergie à mesure qu'elle approchait de son *plein*. On l'accusait tout spécialement de causer la frénésie (1).

Cet astre, probablement parce qu'il ne paraît que la nuit, leur inspirait une crainte et une frayeur inouïes. Ses influences étaient extrêmement redoutées, et c'est de là que l'on fait venir les conjurations des anciens magiciens de Thessalie, celles des femmes de Crotone, et tous les sortiléges enfin et les superstitions de divers genres qui, de l'Égypte, se répandirent partout anciennement, pour reparaître à une époque peu éloignée de la nôtre.

Cette croyance à l'influence de la lune sur un certain nombre de maladies, se perd en réalité dans l'obscurité des siècles. L'Isis des Égyptiens paraît avoir symbolisé cette influence *morbifère* vraie ou prétendue de l'astre des nuits. Il est certain, en effet, qu'on mettait sur le compte de cette divinité malfaisante une foule de maladies et particulièrement l'épilepsie.

C'est donc tout au moins jusqu'aux Égyptiens qu'il faut faire remonter la croyance aux influences de la lune sur les maladies en général, et l'épilepsie tout particulièrement. C'est aussi de l'Égypte qu'est partie cette opinion pour se répandre chez tous les autres peuples de l'antiquité, car il est certain qu'on la retrouve partout.

Les Grecs, après les Égyptiens, personnifièrent aussi la lune sous le nom d'Hécate et lui attribuèrent les mêmes influences malfaisantes. Les maux les plus hideux étaient de son fait, et l'épilepsie en première ligne.

Les Romains non seulement acceptèrent toutes les opinions des Grecs au sujet des propriétés morbifères de l'astre des nuits, ils allèrent

(1) *Encyclop. méth.*, art. LUNE.

encore jusqu'à étendre ses influences sur les végétaux, et à établir une sorte de sympathie entre la maladie influencée et la plante qui devait la combattre.

Mais qu'est-ce que cela, mon Dieu, en face de toutes les extravagances que nous avons à dérouler ?

Nous allons voir le XVIme siècle porter bien autrement loin que les Égyptiens, les Grecs et les Romains, les attributions pathogéniques des astres et de la lune spécialement. Non seulement les écoles de ce siècle, qu'on a appelé justement le siècle enthousiaste par excellence, rapporteront à la lune, comme à sa cause, l'épilepsie, mais elles feront dépendre des phases de cet astre la fréquence des accès, leur intensité et jusqu'aux mille formes qu'ils offrent dans leur manifestation.

J'entre en matière :

Jamais, dit Lieutaud, on n'entendit parler autant d'influences astrales que dans le XVIme siècle.

On a attribué à une circonstance assez singulière, l'introduction de l'astrologie dans la médecine, et l'immense ascendant qu'elle eut dans toute l'Europe pendant la moitié de ce siècle.

Valentin Trutiger (1), médecin de Wittemberg, affirmait avoir remarqué que la ville de Brandebourg avait été ravagée par des maladies pestilentielles, toutes les fois que Saturne et Mars s'étaient montrés dans le signe du Capricorne et dans celui du Cancer. Il annonça une peste pour 1564 et 1566, d'après la conjonction de Saturne et de Jupiter dans le signe du Cancer. Cette prédiction se réalisa, et dès lors la médecine astrologique fut à l'*apogée.*

Mais voici le grand médecin entre les Allemands, comme disent les vieilles chroniques, celui qu'on a appelé le Luther de la médecine, Paracelse enfin.

Il bouleversa toute la science, inventa les élémens chimiques et fit reparaître toutes les absurdités théosophiques et théurgiques (2).

(1) Mochsen, p. 418.
(2) Sprengel.

Pour lui, tout vit dans la nature. Les étoiles sont des hommes comme nous; elles souffrent les mêmes maladies, et nos maux ne sont que la copie de ceux qu'elles éprouvent. D'où il suit qu'en comparant le *macrocosme* avec le *microcosme* on peut toujours reconnaître l'origine des maladies.

Entre elles apparaît l'épilepsie comme maladie *cardinale*. C'est la maladie astrale par excellence. Elle est, pour employer les expressions de Paracelse lui-même, le tremblement de terre du microcosme, le microcosme en révolution, et de cette révolution résulte l'effervescence de l'esprit vital ou l'épilepsie (1).

Cet enthousiaste brûle Avicenne et Galien, est tout aussi irrespectueux pour Hippocrate, affecte un profond mépris pour toutes les universités, se proclame le seul *génie* médical de l'Allemagne, et lance la médecine astrologique sur l'Europe.

Elle l'envahit bientôt. Les plus grands hommes lui paient tribut. Jusqu'à notre grand Paré que l'on voit raconter avec une bonne foi et une candeur exemplaires l'histoire d'une épilepsie qu'il juge tout à fait à la façon de Paracelse.

Le fait est établi : les premiers médecins, les savans les plus célèbres au XVIme siècle, sont tous plus ou moins astrologues, et conséquemment prétendent expliquer tous les changemens du corps humain par les constellations.

Leur prépondérance devient même telle, qu'ils inondent pour ainsi dire l'Europe de calendriers médico-astrologiques sur lesquels on voit chaque constellation placée en correspondance avec une maladie et son remède. Ceci me rappelle le bon Éraste se plaignant de ne jamais pouvoir saigner ou purger à la cour du comte de Henneberg sans consulter le calendrier.

Ainsi donc, pour l'école cabalistique, toutes les maladies dépendent des astres.

(1) *Voyez* Severin, c. 12, p. 149, et Paracelse lui-même, lib. 1, p. 487 et p. 596.

Mais entre toutes, l'épilepsie fut de suite jugée admirablement propre à servir les projets de cette théosophie menteuse.

En effet, ses causes ignorées, sa nature plus obscure encore, ses accès prompts comme la foudre, ses symptômes effrayans, son pronostic obscur, sa guérison rarement radicale, mais si souvent apparente ; tout se trouvait réuni pour faire de cette terrible affection le piége où devait venir se prendre la crédulité des peuples.

Elle fut donc proclamée par les adeptes la maladie astrale par dessus toutes ; maladie astrale cardinale, pour parler la langue de Séverin et de Cardan. Son nom même devint comme le frontispice de l'école, et on ne parla plus que des *lunatiques* et de leurs guérisons.

Le nombre en devint prodigieux ; et cette triste affection que les familles de nos jours désirent tant dérober à la connaissance du public, était alors, d'après les auteurs, un mal que la jactance des médecins astrologues avait presque mis à la mode, tant la certitude où l'on se croyait de la guérison avait amoindri les proportions de la maladie.

Veux-je dire par là qu'il n'y a que mensonge et fourberie dans cette médecine astrologique qui a étouffé le sens commun pendant plus d'un demi-siècle ?... Non. Il y a à faire trois parts, celle du charlatanisme, celle de l'engouement et celle de la vérité.

La dernière n'est que trop mince. L'équité n'en veut pas moins qu'on l'établisse.

Nier absolument l'influence des astres en général, serait déjà fort hasardé ; mais refuser à la lune particulièrement une part, si minime qu'elle soit, dans les modifications que subissent les maladies pendant leurs cours, serait plus que téméraire.

Ce serait s'inscrire en faux contre des opinions respectables et rejeter des faits présentant tout au moins une coïncidence bien remarquable avec les modifications apparentes par lesquelles passe la lune (1).

(1) Plus je consulte l'histoire sur cette question, plus je suis frappé de l'adhésion presque universelle des auteurs les plus recommandables à certaines doctrines de la médecine astrologique :

On a révoqué en doute, pendant un certain temps, l'influence de la lune sur

Et pour ne parler que de l'épilepsie, je pourrais citer plus de vingt auteurs, et des plus recommandables, qui signalent cette concordance des accès avec les phases du satellite de la terre.

J'ai eu momentanément sous les yeux un vieil auteur dont je recommanderais volontiers la lecture à quiconque repousserait quand même l'opinion des influences lunaires (1). L'épilepsie, envisagée comme maladie astrale y est traitée de main de maître, et sauf des erreurs qui tiennent aux préjugés de l'époque, il y a dans l'ouvrage des aperçus d'une haute portée.

Plusieurs médecins, dit quelque part l'astronome de Lalande, m'ont

notre globe. Les fables grossières et absurdes dont on avait surchargé cette matière, avaient justement couvert de ridicule l'opinion des anciens philosophes qui admettaient cette influence ; mais depuis qu'on a observé avec exactitude, on a découvert que les animaux et les végétaux éprouvent réellement des modifications plus ou moins sensibles, selon les divers degrés d'actions qu'exercent les astres, et spécialement la lune sur notre atmosphère, et que le retour de certaines maladies coïncidait avec les diverses phases de cet astre. (Tourtelle, *Élem. d'hyg.*, t. I, p. 211.)

La lune a la plus grande influence, par sa lumière, sur les animaux et les végétaux. Si elle agit sur eux par son calorique, ce ne peut être que très faiblement, car ses rayons reçus sur un miroir ardent, ne produisent aucun changement sensible sur le thermomètre placé au foyer. (*Idem*, p. 214.)

On sait que la lumière lunaire brunit et altère le teint; et il est certain que le plus grand accroissement des plantes se fait pendant la nuit, comme l'observe Bernardin de Saint-Pierre. Il y a même plusieurs végétaux qui ne fleurissent qu'aux rayons de cet astre.

Des classes nombreuses d'insectes, d'oiseaux, de quadrupèdes et de poissons règlent leurs amours, leurs chasses et leurs voyages sur les différentes phases de cette planète. (*Idem*.)

Les observations barométriques prouvent que l'air devient plus ou moins pesant, selon que la lune est périgée ou apogée.

Il est constant, d'après l'examen d'un journal de quarante huit années, que les hauteurs moyennes du baromètre sont plus grandes lorsque la lune est apogée, que quand elle est périgée. (*Idem*, p. 217.)

Toaldo a fait, comme on sait, une table lunaire, de laquelle il résulterait que, sur 1,106 nouvelles lunes, il y a eu 950 changemens de temps. Il en conclut, avec raison, l'influence de cet astre sur la santé et la vie des hommes. Il va jusqu'à lui attribuer les morts subites et la fréquence des décès chez les vieillards pendant les pleines lunes.

(1) Fosco, médecin italien de je ne sais quel pape. — *De usu et abusu astrologiæ in arte medicâ*, 1564. Ouvrage presque introuvable.

paru persuadés que les accès et les paroxysmes épileptiques ne sont pas sans quelque correspondance avec les situations de la lune par rapport à l'équateur (1).

Le retour des paroxysmes épileptiques, dit Lieutaud, paraît souvent suivre exactement les lunaisons, et ce n'est pas sans raison que les anciens donnaient à cette maladie le nom de mal lunatique.

Quel est celui de nous, médecins, qui n'a pas eu occasion de faire le rapprochement de Lieutaud?...

Il y a au moment où j'écris ces lignes, une jeune épileptique de 22 ans (2), qui éprouve, à l'époque de chaque pleine lune, une recrudescence de son mal telle, que les accès s'élèvent jusqu'au nombre de 18 ou 20 en vingt-quatre heures. C'est cette même jeune fille qui présente le cas au moins singulier d'être née à *sept* mois, d'être devenue épileptique à *sept* ans, de présenter les paroxysmes de sa maladie tous les *sept jours*, et enfin d'avoir un accès régulièrement à *sept* heures du matin de chaque jour. Certes, elle eût été un sujet de choix pour démontrer l'influence du nombre sept dans les écoles italiques et plus tard chez les cabalistes.

La question des influences lunaires, ou même celle des influences astrales sur les maladies de l'espèce humaine particulièrement, est donc

(1) Il n'est point de maladie qu'on ait regardée comme plus dépendante du cours de la lune, à cause de sa périodicité, et cependant la coïncidence des accès avec les phases lunaires n'est pas aussi constante, ni aussi régulière qu'on pourrait le croire. Dans les grandes réunions d'épileptiques, je n'ai point observé que les accès fussent plus fréquens à certaines phases de la lune que dans d'autres. (Esquirol.)

Zimmermann parle d'un jeune épileptique dont les accidens coïncidaient constamment avec le premier quartier et le plein de la lune.

Les influences lunaires sur les maladies nerveuses en général, et l'épilepsie en particulier, ont été signalées par le père de la médecine.

Galien avait remarqué que les accès épileptiques avaient de grands rapports avec les différentes phases lunaires. (Tourtelle, *idem*, p. 221.)

Mead cite plusieurs exemples qui confirment l'observation de Galien.

Bertholon (*De l'électricité du corps humain*) a dressé des tables à l'occasion d'un maniaque, durant une année entière, qui prouvent évidemment combien les maladies nerveuses sont soumises au pouvoir de l'astre des nuits.

(2) Zoé Fontaine, 5, rue du Four-St-Honoré.

loin d'être péremptoirement résolue. Mais quand un observateur judicieux et éclairé jugera à propos de la reprendre, je lui recommanderai de s'appliquer d'une manière toute spéciale à l'étude des faits que présentent les paroxysmes épileptiques; il trouvera dans cette étude de précieux élémens de la solution qu'il cherche, et je ne mets pas un instant en doute que cet observateur ne confirme finalement à l'épilepsie la dénomination de *mal* lunatique que lui donna l'antiquité. Je passe au mal démoniaque, *morbus dæmoniacus.*

MAL DÉMONIAQUE; — MORBUS DÆMONIACUS.

Les atomes de Démocrite, repris par Paracelse pour être transformés en substances spirituelles, devinrent bientôt des émanations de la divinité même, et celle-ci cause agissante immédiate de tous les phénomènes.

De là aux émanations démoniaques pour expliquer tous les phénomènes malfaisans, il n'y avait qu'un pas. Il fut franchi.

Les maladies furent rapportées aux influences démoniaques, et une sorte d'amalgame astrologique et théurgique donna naissance à cette funeste thaumaturgie médicale qui contribua tant à retenir l'essor de notre belle science pendant le XVIIme et la plus grande partie du XVIIIme siècle. C'est un triste aveu à faire : la plupart des médecins donnèrent dans cette thaumaturgie. A la faveur de cette adhésion au moins tacite de leur part, on ne vit jamais autant de sorciers et de possédés, et la croyance à l'influence des mauvais démons sur les maladies n'a jamais causé plus de mal qu'à cette époque.

L'histoire a consigné une singulière contradiction dans Luther, le réformateur. Tout en attribuant le plus grand nombre des maladies (l'épilepsie notamment) aux démons, au point de se mettre en fureur contre les médecins qui les rapportaient à des causes naturelles, il refusait toute influence aux astres, et avait même une répugnance invincible pour l'astrologie.

Comme l'avait fait la médecine astrologique, la thaumaturgie médicale prit, pour les mêmes raisons, l'épilepsie comme drapeau, et la décora du nom de maladie démoniaque, *morbus dæmoniacus.*

Celui qui paraît avoir le plus contribué à populariser cette dénomination imposée à l'épilepsie, est, sans contredit, Gassner (1). Il était lui-même épileptique, et soutenait que c'était par une étude attentive sur lui-même qu'il était arrivé à reconnaître que sa maladie ne dépendait pas d'une cause naturelle, mais avait une origine démoniaque. A l'entendre, il était en possession d'un moyen infaillible pour reconnaître l'origine naturelle ou démoniaque d'une maladie convulsive. Il prononçait une formule de conjuration avec accompagnement de signes de croix, afin, disait-il, de contraindre l'esprit démoniaque à provoquer les accès. Immédiatement il tourmentait les pauvres épileptiques de façon à provoquer une attaque. Le terme en était tout naturellement amené par l'épuisement des forces. Pour des assistans ignorans, c'était une guérison. Gassner triomphait alors et se vantait d'avoir guéri l'affection.

C'étaient là ces fameux *præcepta probatoria* qu'il parvint à faire entrer dans les formulaires exorcistes du temps.

Jamais, peut-être, médecin thaumaturge n'eut une vogue comme celle de Gassner. Les historiens disent qu'on l'appelait de tous les points de l'Allemagne. Partout où il s'arrêtait, accouraient les épileptiques et les convulsionnaires par milliers. Il les plongeait dans des convulsions effroyables ; et comme, pendant qu'il se livrait à ses mômeries exorcistes, l'accès arrivait à son terme, c'était une guérison reconnue par des spectateurs aussi crédules qu'ignorans, et publiée aussitôt par des adeptes enthousiastes.

L'accès venait-il à reparaître, c'était le cas ordinaire, Gassner mettait la récidive sur le compte des péchés et de l'incrédulité du malade.

On est vraiment attristé de rencontrer parmi les croyans aux jongleries de Gassner le vertueux et savant Lavater. Il n'est que trop commun, hélas ! de trouver réunies l'érudition, la science même, à la crédulité la plus excessive.

(1) Jean-Joseph, né en 1727, à Braz, en Suisse. Il a laissé un ouvrage sur la médecine démoniaque.

Gassner n'est pas le premier qui ait donné le nom de maladie démoniaque à l'épilepsie.

Avant lui, Jean Westphal avait fait un gros livre (1) à l'occasion d'une jeune épileptique de Zittau, dans lequel les mots *morbus dæmoniacus* se retrouvent à chaque instant.

Westphal était membre de l'Académie des curieux de la nature ; à ce titre, on pourrait dire qu'il a été le premier savant qui ait donné cette dénomination à l'épilepsie, quoique, à vrai dire, l'expression *morbus dæmoniacus* soit employée fréquemment dès le commencement du XVIIme siècle, mais sans application spéciale à l'épilepsie. Ainsi, par exemple, Wedel avait déjà appelé *morbus dæmoniacus* toute maladie dans laquelle les forces se trouvent exaltées outre mesure. Fréd. Hoffmann fut un peu plus précis en appelant *morbus dæmoniacus* tout état pathologique caractérisé par des phénomènes nerveux.

Il me paraît que, sans s'écarter de la vérité historique, il serait possible de rattacher cette dénomination à l'époque plus reculée de la foi à la sorcellerie et aux possessions. Dès lors, Westphal et ceux qui l'ont suivi, n'auraient fait, en quelque sorte, que consacrer scientifiquement une expression que l'usage avait déjà rendue populaire.

Quoi qu'il en soit, le mal démoniaque fait à peu près tous les frais de la thaumaturgie médicale. Depuis les prétendus miracles d'Apollonius de Tyane jusqu'aux convulsionnaires de Saint-Médard, les affections nerveuses, dont le *summum* d'intensité se résume dans une grande attaque épileptique, ont presque exclusivement défrayé les légendes thaumaturgiques.

Je crains d'avoir mis un peu de confusion dans tout ceci. Mes documens se sont trouvés mal enchaînés. J'espère tout réparer en disant : la dénomination *morbus dæmoniacus*, essayée en quelque sorte par les *Rose-Croix*, se glissa peu à peu dans la langue théosophique comme expression générique, devint plus tard particulière aux affections nerveuses, pour finir par signifier exclusivement l'épilepsie, et

(1) *Pathologia dæmoniaca*. In-4°, 1707.

devenir enfin comme l'expression symbolique de toute la médecine thaumaturgique.

J'arrêterai ici ces recherches historiques sur l'épilepsie. Non pas que la nomenclature en soit épuisée; tant s'en faut. Mais parce que les dénominations dont il me resterait à parler n'offrent que peu ou point d'intérêt.

Les unes sont des locutions populaires recueillies par quelque auteur en renom qui les a ainsi tirées de l'oubli dans lequel elles fussent inévitablement tombées. Telles sont, par exemple, les *tombeurs* de Bretagne, accueillie par Esquirol. Le *mal des enfans*, acceptée par Sauvages.

D'autres ne paraissent être que des variantes inventées ou adoptées pour les nécessités du style : comme le *morbus sonticus* (mal grave ou funeste), d'Aulu-Gelle; le *morbus viridellus* et *morbus caducus*, de Paracelse.

D'autres, enfin, sont la traduction d'une circonstance ou d'un symptôme de la maladie : et à ce titre, méritent au moins une mention. Je citerai le *haut mal* (1), en usage dans la médecine empirique; le *mal de terre*, employée par la médecine navale.

Mais il en est une sur laquelle je demanderai la permission de m'arrêter quelques instans.

C'est une locution plutôt qu'une dénomination, une locution qui n'a appartenu, même pendant longtemps, qu'à la langue populaire. Je veux parler du *mal de Saint-Jean*, expression que Sauvages et la plupart des auteurs de ce temps-là ont consacrée sans en donner d'autre raison que sa vulgarité même.

Cette expression, pour désigner l'épilepsie, a eu cours pendant longtemps dans presque tout le Midi de l'Europe, elle est même encore en usage dans une grande partie de la France.

J'ai voulu essayer de fixer son origine. Je livre tout ce qu'il m'a été

(1) Sous le prétexte qu'il prend par la tête.

possible de recueillir à ce sujet. Libre à chacun d'en faire le cas qu'il voudra.

Voici d'abord l'exposé fidèle des interprétations qui ont été données. Je hasarderai ensuite mon opinion personnelle.

Les uns ont dit (1) : l'épilepsie a reçu le nom de *mal Saint-Jean* par analogie avec la tête de saint Jean-Baptiste apportée à Hérode, au milieu d'une orgie, par la femme au caprice de laquelle il l'avait accordée.

D'autres prétendent que saint Jean était réputé guérir de cette maladie ceux qui s'adressaient à son intercession.

Pourquoi celle-là plutôt qu'une autre ?...

Probablement, m'a dit un théologien distingué, parce qu'on a voulu que la puissance de l'intercession fût en rapport avec l'intensité et la résistance de la maladie.

Or, il est bon que vous sachiez, a-t-il ajouté, que saint Jean-Baptiste a, de tous temps, reçu de l'église un culte en quelque sorte hors ligne, puisqu'on célébrait, le jour de sa fête, trois messes comme à Noël. Peut-être, dit Portal, l'a-t-on appelée ainsi parce que le jour de la fête de ce saint est ordinairement l'un des plus chauds de l'année, vers le temps des moissons, époque où les accès d'épilepsie sont très communs.

En d'autres lieux, saint Jean-l'Évangéliste remplace saint Jean-Baptiste.

Il était, dit-on, épileptique lui-même.

Ceux qui parlent ainsi s'appuient sur certains passages de l'Apocalypse, dont l'interprétation en ce sens serait loin d'être dépourvue de vraisemblance, si on voulait tenir compte des commentaires de Jurieu et de Newton (2).

En ce cas, ce serait saint Jean-l'Évangeliste qui devrait être l'objet du culte des épileptiques.

Je n'ai pas la prétention de lever les doutes à ce sujet. Toutefois,

(1) Sauvages entre autres.

(2) *V.* les commentaires sur l'Apocalypse de ces deux hommes illustres. — *V.* aussi un livre ayant pour titre : *Les sept âges de l'Église.* (Paris, 1783, 2 volumes in-12.)

j'avoue que je suis assez disposé à adopter l'opinion de Sauvages, et voici pourquoi.

Dans une grande attaque épileptique, la face présente à peu près constamment les caractères suivans :

« Les cheveux se hérissent, le front se crispe, les sourcils s'abaissent et se rapprochent; les yeux, fortement injectés, s'élancent de leur orbite et roulent convulsivement; la face se déforme par les contractions de ses muscles; les commissures des lèvres s'humectent de bave salivaire. »

Or, ce tableau de main de maître, car il est d'Esquirol, ne remet-il pas involontairement sous nos yeux celui qui représente la tête de saint Jean-Baptiste apporté à Hérode dans le plat traditionnel ?... (1)

(1) Si je ne craignais d'être taxé de visionnaire, je dirais bien autre chose.

Je dirais, par exemple, que les principaux traits du tableau d'Esquirol se retrouvent, jusqu'à un certain point, sur la face de Charlotte Corday, lorsque le valet du bourreau, saisissant la tête aux cheveux après la détroncation, la présente à la multitude assemblée.

Je n'ignore pas qu'on a mis la coloration des joues, la turgescence et la saillie des yeux, leur mouvement orbitaire, sur le compte de la pudeur offensée et de l'indignation excitée par une insulte posthume.

Mais c'est là du merveilleux et non pas de l'histoire, encore moins de la saine physiologie.

En effet, l'habillement vrai, et non celui de la fantaisie des artistes, de Charlotte, était de forme telle, que le fichu enlevé par le bourreau, n'a pu découvrir que le cou et très peu des épaules.

Au surplus, depuis sa captivité, la pudeur de l'héroïne avait passé par des épreuves bien autrement pénibles et qui, tout au moins, l'auraient préparée à cette dernière offense.

« On m'a donné deux gendarmes, écrivait-elle à Barbaroux, pour me préserver de l'ennui; j'ai trouvé cela fort bien le jour, mais non la nuit. Je me suis plainte de cette indécence : le comité n'a pas jugé à propos d'y faire attention. Je crois, ajoute-t-elle, que c'est de l'invention de Chabot. Il n'y a qu'un capucin qui puisse avoir de ces idées-là. » — (*Lettre de Charlotte Corday à Barbaroux.*)

Quant au soufflet appliqué sur la face de Charlotte après la décollation, voici ce que je trouve dans Prudhomme :

« Le citoyen Sanson, exécuteur des jugemens criminels de Paris, réclame contre l'article du n° 209, qui l'inculpe d'avoir, lui ou ses valets, souffleté la tête de Charlotte Corday après l'exécution. »

Tout mauvais cas est niable, je le sais. Toutefois, que l'on veuille bien ne pas

Il me paraît donc plus probable d'admettre que la dénomination de mal de saint Jean a été tirée de l'analogie réelle ou apparente entre les phénomènes qui éclatent sur la figure des épileptiques, au début des grandes attaques, et les traits qui se trouvent plus ou moins exprimés sur la face des suppliciés par la détroncation et encore plus par la pendaison. On m'objecte la pâleur de la tête de saint Jean.

Je réponds avec M. Trousseau : « Au moment où un épileptique tombe, il est d'une pâleur cadavérique. La face ne s'injecte que quelques secondes après. Ce fait, d'une importance capitale, avait échappé à Esquirol. »

Dans ce sens, cette dénomination se rattache jusqu'à un certain point au diagnostic de l'épilepsie ; et si on admettait que les épileptiques ont été placés sous l'invocation du saint pour unique traitement, on se retrouverait dans la thaumaturgie médicale, dont l'histoire occupe une si grande et en même temps si triste place dans celle de la médecine générale.

Maintenant je reprends pour finir :

Il résulte bien évidemment de cette revue historique sur l'épilepsie, que cette maladie, aussi ancienne que le monde, est aussi de tous les pays, de tous les âges et de toutes les conditions ; qu'elle n'a jamais été considérée comme absolument incurable ; que sa nature mystérieuse, ses symptômes (du moins les principaux) sans analogues dans les autres affections, ses éclats subits, ont de tout temps frappé l'imagination des hommes au point qu'ils en firent une maladie sacrée : qu'ils l'ont rapportée, tantôt à l'action immédiate de la divinité, tantôt aux influences de la lune et des astres, tantôt à l'intervention des mauvais génies, et qu'enfin on voit cette triste affection exploitée tour à tour par l'ignorance, l'ambition ou le fanatisme.

perdre de vue qu'à l'époque où Sanson s'en défend, cet acte était présenté comme un titre à la faveur populaire.

Malgré tout, qu'il en soit ainsi, je le veux bien : il resterait encore à démontrer la survivance des facultés et la persistance des fonctions animales après la décollation. Problème destiné probablement à n'être jamais résolu d'une manière péremptoire.

Fort bien, me dira-t-on peut-être, mais qu'ont à gagner à tout ceci et la pathogénie et la thérapeutique de l'épilepsie?...

J'ajouterai, si l'on veut, qu'ici est en effet la partie ingrate de ce travail, qui m'a si fort attaché d'ailleurs.

Voyons néanmoins.

Ces recherches nous ont appris que l'idée d'une constitution épileptique n'avait pas été étrangère aux anciens. S'ils ne l'ont pas élucidée, je ne sache pas que les modernes lui aient fait faire beaucoup de chemin depuis (1).

L'espèce de ténacité avec laquelle tous les peuples et dans tous les siècles, ont voulu soumettre l'épilepsie aux influences lunaires, ne semblerait-elle pas indiquer que ces influences doivent définitivement prendre place dans l'étiologie de cette maladie ?...

Si Portal, M. Leuret et M. Delasiauve regardent comme étant sans fondement la croyance à l'action lunaire; en revanche, Morgagni, Tissot, Rivière, Mead et bien d'autres, déclarent que l'opinion des influences lunaires doit être prise en considération. Tout ceci prouve que cette question n'est point résolue.

Les effets transitoires ou permanens, consécutifs aux accès épiletiques répétés, généralement si mal analysés, n'ont pas échappé aux anciens, comme on a pu le remarquer dans cette revue.

J'effleure à peine, et je sens que, si l'on voulait approfondir, il jaillirait une source d'aperçus nouveaux qui seraient certainement très profitables à la science.

Par exemple, a-t-on jamais mieux jugé l'épilepsie que ne le fait le père de la médecine dans ce peu de mots :

« Les épileptiques dont le mal a commencé dès l'enfance et s'est fortifié avec l'âge, guérissent plus difficilement; plus difficilement encore ceux qui le deviennent dans la fleur de l'âge, savoir, de 25 à 45 ans.

(1) Il y a plus, cette question de la *constitution épileptique* je la trouve, au moins ébauchée, dans presque tous les auteurs anciens, et à peine soupçonnée ou mentionnée dans les auteurs modernes.

» Les moins curables de tous sont ceux que le mal prend tout à coup, sans qu'aucun signe l'annonce. »

Admirable jugement confirmé par l'expérience de tous les jours !...

Quant à la thérapeutique, je rirai tant qu'on voudra avec tout le monde de l'ellébore d'Hercule, de la caille de Galien, de l'eau d'hirondelle de je ne sais plus qui ; je ferai bon marché des sympathies et des antipathies des médecins astrologues, des conjurations de Gassner et des jongleries de Séverin.

Mais, au milieu de toutes ces recettes, prétendues antiépileptiques, imaginées par la sottise, le charlatanisme ou la superstition, on rencontre çà et là quelques bons préceptes hygiéniques, et jusqu'à des remèdes que la thérapeutique de nos jours n'a pas jugés indignes de prendre place dans les meilleurs traités de matière médicale. C'est leur efficacité, du moins temporaire, qui nous explique l'immense réputation de guérisseur de l'épilepsie, qui précédait Paracelse dans ses pérégrinations médicales à travers la vaste Allemagne.

On sait, ou il est bon que l'on sache que certaines préparations opiacées ont été trouvées par Paracelse, et que quelques sels de zinc ont été employés par lui avec assez de succès dans l'épilepsie, pour qu'il ait pu passer pour le grand guérisseur de l'épilepsie, lorsque personne ne guérissait cette affection.

Pour remonter la chaîne des siècles ; quelle admirable justesse d'observation dans ce précepte d'Hippocrate !... « Le médecin doit entreprendre la cure de l'épilepsie dès qu'il est bien au fait de la nature et de la cause du mal, lorsque le sujet est jeune et adonné au travail, *à moins d'aliénation.* »

Celse est le premier qui ait formellement recommandé de compter sur la révolution de la puberté comme guérison de l'épilepsie.

C'est lui aussi, je le crois du moins, qui recommande instamment la solitude, l'uniformité de température, la modération dans les exercices, la privation de vin, de plaisirs sexuels ; l'éloignement des passions fortes, des soucis et des inquiétudes.

Il y joint quelques indications curatives dont l'application, opportunément faite, a plus d'une fois été suivie de succès durables.

La crainte de donner à ce travail des proportions outre mesure ne veut pas que je m'étende davantage.

Sans cela je grouperais ici, dès à présent, ce que j'ai l'intention de placer ailleurs, sur les émissions sanguines dans certaines conditions, les lotions sur certaines parties, les frictions sur d'autres, leur composition, leur mode d'administration ; les révulsifs cutanés et intestinaux, leur action selon les temps, les âges et même les sexes. Tout cela perdu, en quelque sorte, à force d'être épars, deviendrait la base d'un traitement antiépileptique pris chez les anciens à l'usage des modernes.

Je n'en ai pas moins, je pense, rempli le programme posé en commençant, puisqu'on a vu par l'historique de chacune de ses dénominations, que l'épilepsie trouve en réalité sa symptomatologie, pour ce qui lui est essentiel du moins, dans sa nomenclature même ; que la plupart de ses dénominations ont servi de symbole de doctrine ou de système, et qu'enfin l'étude et le traitement de l'épilepsie ont pu trouver encore de précieuses ressources dans un travail qui semblait n'être d'abord qu'une affaire de stérile érudition.

FIN.

Paris. — Typographie FÉLIX MALTESTE et Cᵉ, rue des Deux-Portes-St-Sauveur, 22.

www.ingramcontent.com/pod-product-compliance
Ingram Content Group UK Ltd.
Pitfield, Milton Keynes, MK11 3LW, UK
UKHW020948220726
13924UKWH00002B/557